Bernhard Schaupp

Der Einfluss des Sachwalterrechts-Änderungsgesetzes 2006 auf Betroffene und deren Angehörige

GRIN Verlag

Bibliografische Information der Deutschen Nationalbibliothek:

Die Deutsche Bibliothek verzeichnet diese Publikation in der Deutschen Nationalbibliografie; detaillierte bibliografische Daten sind im Internet über http://dnb.d-nb.de/ abrufbar.

Impressum:

Druck und Bindung: Books on Demand GmbH, Norderstedt Germany
ISBN: 978-3-656-15017-6

Der Einfluss des Sachwalterrechts-Änderungsgesetzes 2006 auf Betroffene und deren Angehörige

erstellt am
Fachhochschul-Studiengang
Prozessmanagement Gesundheit
Fachhochschule OÖ, Standort Steyr
University of Applied Sciences Upper Austria

Bachelor-Arbeit 1

Eingereicht von: Bernhard Schaupp

Steyr, am 27. Jänner 2011

Inhaltsverzeichnis

Abbildungsverzeichnis

Tabellenverzeichnis

Abkürzungsverzeichnis / Glossar

ABGB	Allgemeines Bürgerliches Gesetzbuch
ÖZVV	Österreichischen Zentralen Vertretungsverzeichnis
SW	Sachwalter/Sachwalterschaft
SWRÄG 2006	Sachwalterrechts-Änderungsgesetz 2006
zB	zum Beispiel
d. Verf.	der Verfasser
§	Paragraph
Abs.	Absatz
%	Prozent

Kurzfassung

Die Sachwalterschaft ist eine Materie, die jeden Menschen früher oder später betreffen kann. Sie ist aufgrund der immer älter werdenden Bevölkerung ein Zukunftsthema und hat einen sehr starken Praxisbezug.

Inhaltlich befasst sich diese erste Bachelorarbeit zu Beginn allgemein mit der Sachwalterschaft, um dem/der Leser/Leserin Verständnis und Wissen über dieses Thema zu geben und geht dann konkret auf das SWRÄG 2006 ein. Sämtliche Informationen zu dieser Arbeit stammen aus schriftlichen und nachvollziehbaren Quellen. Da das SWRÄG 2006 erst seit ein paar Jahren in Kraft ist und deswegen wenig Literatur in Büchern vorzufinden ist, stellen vor allem Quellen aus dem Internet, im Detail Webseiten von Sachwaltervereinen und andere offizielle Informationsseiten, eine wesentliche Basis für die Gestaltung dieser Arbeit dar. Zusätzlich stellt der Gesetzestext des Sachwalterrechts-Änderungsgesetzes 2006 unter Einbezug der dazugehörigen Gesetzesmaterialien eine Informationsgrundlage dar.

Als anschauliche Ergebnisse der Arbeit liegen ein allgemeiner Überblick über die Sachwalterschaft sowie eine inhaltliche Darstellung des Sachwalterrechts-Änderungsgesetzes 2006 vor.

Das SWRÄG 2006 ist grundsätzlich positiv zu beurteilen, vor allem die Selbstbestimmung der Betroffenen wird durch das SWRÄG 2006 gestärkt. Dank der neu entwickelten Alternativen zur Sachwalterschaft ergeben sich einige Vorteile für betroffene Menschen und deren Angehörige, dennoch sind nicht alle Neuerungen vollständig ausgereift.

Die Anzahl neuer Sachwalterschaften lässt sich durch dieses Gesetz nachweislich reduzieren, da vermehrt Alternativen zur Sachwalterschaft angeboten werden und somit auf einen Sachwalter oder eine Sachwalterin verzichtet werden kann. Ein Ansteigen der Gesamtzahl an Sachwalterschaften ist bedingt durch die demografische Entwicklung allerdings nicht zu verhindern.

Executive Summary

Advocacy can affect anyone sooner or later. It is a future-oriented topic with a high practical relevance.

At the beginning I am writing about advocacy in general to give the reader as much input as necessary to understand the basic elements of advocacy. After that I am concerned with the new law. All information is taken from written sources. Information on the internet is the most used source of information. There are only a few books available on this topic, because the new law concerning advocacy exists only a couple of years. The legal text is also another important source of information.

One of the results of this work is a general overview about advocacy. Fundamentally the new law has positive impacts on affected people and improves their self–determination. The innovative alternatives to advocacy bring up some advantages for affected people and their relatives, nevertheless, the reform has also some disadvantages.
The demographic progression leads to a higher number of advocacies, this tendency is not able to be stopped by the new law.

1 Einleitung

Die Zahl der Menschen mit psychischen Erkrankungen nimmt zu. Davon Betroffene, aber auch beispielsweise von Geburt an geistig behinderte Menschen, können in vielen Fällen ihre Geschäftstätigkeiten nicht ohne Nachteil für sich selbst ausführen und benötigen daher eine Person als gesetzlichen Vertreter. Das bestehende Sachwalterrecht wurde mit dem SWRÄG 2006 erweitert bzw. verändert. Das Thema Sachwalterschaft ist stets aktuell und kann schlagartig jeden von uns betreffen. Auch die steigende Anzahl an Sachwalterschaften macht das Thema relevant für die Praxis.

1.1 Problemstellung

Beim bisherigen Sachwalterrecht wurde immer wieder kritisiert, dass es ein zu einschneidender Eingriff in die Bürgerrechte sei. Das SWRÄG 2006 soll in erster Linie die Selbstbestimmung der Betroffenen stärken, inwiefern dies durch die neue Gesetzeslage möglich ist, wird in dieser Arbeit behandelt.

1.2 Zielsetzung

Ziel ist, sich allgemein mit dem Thema Sachwalterschaft und den Hintergründen hinsichtlich der Entstehung des Sachwalterrechts-Änderungsgesetzes 2006 zu beschäftigen, sowie eine inhaltliche Betrachtung des Gesetzestextes vorzunehmen und die Vor- und Nachteile herauszuarbeiten.

1.3 Aufbau und Struktur

Die Arbeit befasst sich zu Beginn mit der Geschichte und dem Sinn einer Sachwalterschaft sowie der aktuellen Situation der Sachwalterschaft in Österreich. Nachstehend wird erklärt, wie eine Sachwalterschaft zustande kommt, des Weiteren behandelt die Arbeit das Berufsbild des/der Sachwalters/Sachwalterin, um sich danach zur Gänze dem SWRÄG 2006 zu widmen. Im Detail werden neben der Entstehungsgeschichte des neuen Gesetzes auch die Motive für die Einführung des Sachwalterrechts-Änderungsgesetzes und die damit verfolgten Ziele erläutert. Den Hauptteil stellen die Inhalte des Sachwalterrechts-Änderungsgesetzes und die damit verbunden Vor- und Nachteile dar.

2 Die Entmündigungsordnung als Vorläufer zur Sachwalterschaft

Die Wurzeln des österreichischen Sachwalterrechts reichen zurück bis zum Beginn des 20. Jahrhunderts.

Als sich innerhalb der Jahre 1880 und 1910 die Anzahl von Menschen, die in sogenannte „Irrenanstalten" eingewiesen wurden, mehr als verdreifacht hatte, wurde eine Änderung der damaligen Gesetzgebung unumgänglich, zumal viele dieser Einweisungen mehr als fragwürdig waren und zunehmend Medienberichte über diese ungerechtfertigten Internierungen veröffentlicht wurden. Auch in anderen europäischen Staaten wurde das bis dahin praktizierte „Irrenrecht" immer mehr in Frage gestellt und so kam es zu Beginn des 20. Jahrhunderts in vielen Ländern – darunter auch Österreich – zu einer Reform dieses Rechts.

In Österreich entstand 1916 die Entmündigungsordnung, die vorsah, dass künftig die Anhaltung von psychisch kranken Menschen in privaten und öffentlichen psychiatrischen Anstalten per Gericht zu überprüfen sei. Die Gerichte kontrollierten allerdings nicht die Aufnahme einer Person in eine psychiatrische Anstalt, sondern lediglich die Zulässigkeit der Anhaltung. Falls Personen unzulässig in diesen Anstalten angehalten wurden, so konnten sie nun per Gerichtsbeschluss entlassen werden. In den folgenden Jahrzehnten nahmen das Krankenanstaltengesetz und die Europäische Menschenrechtskonvention Einfluss auf die Behandlung psychisch kranker Personen, doch erst das Sachwalterrecht, das 1984 in Österreich eingeführt wurde, konnte die Lage psychisch Kranker verbessern.

2006 wurde das österreichische Sachwalterrecht durch das Sachwalterrechts-Änderungsgesetz verändert bzw. ergänzt.[1]

[1] Vgl. http://www.vsp.at/index.php?id=63; Vgl. http://www.vsp.at/index.php?id=62; Vgl. http://www.vsp.at/index.php?id=60; Vgl. http://www.vsp.at/index.php?id=59; Vgl. http://www.vsp.at/index.php?id=57

3 Die Sachwalterschaft

Bevor ich näher auf das SWRÄG 2006 eingehe, möchte ich mich allgemein dem Thema „Sachwalterschaft“ widmen.

3.1 Der Sinn einer Sachwalterschaft

In der im Februar 2010 vom Bundesministerium für Justiz herausgegebenen Broschüre „Sachwalterschaft – Wissenswertes für Betroffene, Angehörige und Interessierte“ wird der Sinn der Sachwalterschaft folgendermaßen definiert:

„Wenn ein Mensch mit einer geistigen Behinderung oder psychischen Krankheit nicht in der Lage ist, bestimmte Angelegenheiten selbst zu erledigen, ohne dabei Gefahr zu laufen, benachteiligt zu werden, braucht er eine gesetzliche Vertretung. Zunächst wird geklärt, ob es eine Alternative [zB Vorsorgevollmacht und Vertretungsbefugnis – die Alternativen werden im Laufe der Arbeit noch näher erläutert, d. Verf.] zur Sachwalterschaft gibt. Gibt es keine, kann ein Sachwalter bestellt werden. Er übernimmt die gesetzliche Vertretung des Betroffenen in denjenigen Bereichen, in denen der Betroffene sich selbst nicht vertreten kann. In allen anderen Bereichen kann der Betroffene sein Leben weiterhin weitgehend frei von Einschränkungen gestalten.“[2]

Aufgrund der steigenden Lebenserwartung ist die Betreuung von alten und/oder pflegebedürftigen Personen sehr wichtig. Wenn diese psychisch krank oder geistig behindert sind und daher nicht mehr fähig sind, ihre Geschäfte (Vermögenssorge und Personensorge) des täglichen Lebens nicht mehr ohne Nachteil für sich selbst wahrnehmen können, ist eine Bestellung eines/einer Sachwalter/in möglich, falls ansonsten keine anderen Alternativen vorhanden sind. Grundsätzlich ist daher eine Sachwalterbestellung nachrangig, sie kommt nur mangels Alternativen zum Zug.

---

[2] http://www.patientenanwalt.at/fileadmin/user_upload/4_Sachwalter/SW-Broschuere_2010_web.pdf

Durch einen/eine Sachwalter/in erhält die psychisch kranke oder beeinträchtigte Person eine gesetzliche Vertretung, die in bestimmten Angelegenheiten die Interessen des Betroffenen wahrt. Eine Sachwalterschaft regelt daher die Entziehung bzw. Einschränkung der Rechte und Geschäftsfähigkeit einer Person. Die Geschäftsfähigkeit wird nur soweit eingeschränkt, als dies unbedingt erforderlich ist, dadurch sollen Betroffene ausreichend vor Nachteilen geschützt werden. In allen Bereichen, die nicht durch eine Sachwalterschaft eingeschränkt werden, soll die betroffene Person ihr Leben weiterhin frei von allen Einschränkungen gestalten können.[3]

Ein/e Sachwalter/in darf nur für volljährige Personen bestellt werden, die geistig behindert sind oder eine psychische Erkrankung aufweisen. Körperliche Behinderungen sowie Suchkrankheiten alleine sind keine Gründe für die Bestellung eines oder einer Sachwalterin. Wenn ein Mensch trotz geistiger Behinderung oder psychischer Krankheit seine Angelegenheiten selbst meistern kann, darf kein/e Sachwalter/in bestellt werden.[4]

3.2 Die aktuelle Situation der Sachwalterschaft in Österreich

Rund 50.000 Österreicher und Österreicherinnen benötigen zurzeit einen Sachwalter oder eine Sachwalterin.[5] Laut den Zahlen der Statistik Austria lagen in Österreich im Jahr 2008 die Ausgaben für den Bereich „Bewährungshilfe und Sachwalterschaft“ bei 61 Mio. Euro. Gemessen an den Gesamtausgaben im Sozialbereich (90.134 Mio. Euro) stellt die Sachwalterschaft einen verschwindend geringen Kostenfaktor dar.[6]

[3] Vgl. http://www.help.gv.at/Content.Node/290/Seite.2900100.html
[4] Vgl. http://www.patientenanwalt.at/fileadmin/user_upload/4_Sachwalter/SW-Broschuere_2010_web.pdf, S. 6
[5] Vgl. http://www.vertretungsnetz.at/index.php?id=12
[6] Vgl. http://www.statistik.at/web_de/statistiken/soziales/sozialschutz_nach_eu_konzept/sozialausgaben/020177.html

Wie die Tabelle zeigt, wird die Sachwalterschaft in Österreich überwiegend für ältere Menschen beansprucht, jeder/jede Zweite ist 75 Jahre und älter.

	18 bis 29	30 bis 44	45 bis 59	60 bis 74	75 und älter	gesamt
2000	8,1%	14,2%	15,2%	15,7%	46,8%	100,0%
2002	10,2%	12,5%	13,6%	16,8%	46,9%	100,0%
2004	9,5%	9,0%	11,2%	16,0%	54,3%	100,0%
2006	10,7%	9,7%	12,0%	15,5%	52,0%	100,0%
2008	9,5%	9,1%	13,3%	17,1%	51,0%	100,0%

Tabelle 1: Alter der betroffenen Personen bei der Bestellung eines Sachwalters[7]

3.3 Der derzeitige Weg zur Sachwalterschaft

Die Anregung für ein Sachwalterschaftsverfahren kommt zumeist von einem Angehörigen, einer Behörde oder einer psychosozialen Einrichtung. Die betroffene Person kann ebenfalls einen Antrag zur Einleitung eines Sachwalterschaftsverfahrens bei Gericht stellen. Im Falle der Einleitung eines Sachwalterschaftsverfahrens wird zu Beginn geprüft, ob im konkreten Fall alle rechtlichen Voraussetzungen gegeben sind.

Zudem wird die betroffene Person in einer Erstanhörung befragt, um festzustellen, ob es tatsächlich nötig ist, einen/eine Sachwalter/in zu bestellen – falls ja, wird das Verfahren, in dem ein/e Verfahrenssachwalter/in die Interessen der betroffenen Person wahrt, fortgeführt.

Ein/e gerichtlich beauftragter/beauftragte Sachverständiger oder Sachverständige stellt die Art und das Ausmaß der Erkrankung oder der Behinderung der betroffenen Person fest. Danach entscheidet der/die Richter/in, ob ein/e Sachwalter/in bestellt oder das Verfahren eingestellt wird.

[7] Quelle inhaltlich übernommen aus: Kreissl/Pilgram/Hanak/Neumann (2009), S. 5

Sollte eine Sachwalterbestellung notwendig sein, wird festgelegt, welche Person als Sachwalter/in geeignet ist und welche Aufgaben ihm/ihr im Rahmen der Sachwalterschaft zukommen.[8]

4 Berufsprofil Sachwalter/in

4.1 Wer als Sachwalter/in eingesetzt werden kann

In Österreich gibt es aktuell mehrere Möglichkeiten, wer ein Sachwalter oder eine Sachwalterin werden kann:

- Nahestehende Personen, Familie
- Vereinssachwalter/innen: Der/Die Sachwalter/in wird von einem der derzeit vier in Österreich befindlichen Sachwaltervereine eingesetzt.

Wenn keine der beiden oben genannten Arten möglich ist, kann die Sachwalterschaft übernommen werden durch:

- Rechtsberufe (Rechtsanwalt/Rechtsanwältin, Notar/in): vor allem wenn der/die Betroffene überwiegend rechtliche Unterstützung benötigt, kommt der/die Sachwalter/in aus dem Bereich der Rechtsberufe.
- Andere geeignete Personen: zB Sozialarbeiter/innen[9]

---

[8] Vgl. http://www.patientenanwalt.at/fileadmin/user_upload/4_Sachwalter/SW-Broschuere_2010_web.pdf, S. 6; Vgl. Paulitsch/Karwautz, 2008, S 95;
Vgl. http://www.ifs.at/fileadmin/user_upload/Dokumente/Sachwalterschaft/Folder-Angehoerigenvertretung.pdf

[9] Vgl. http://www.help.gv.at/Content.Node/290/Seite.2900500.html

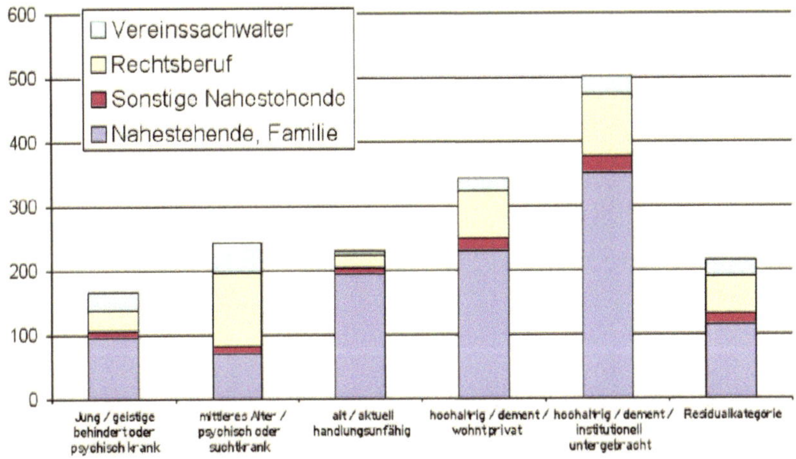

Abbildung 1: Sachwalterbestellungen bei verschiedenen Betroffenengruppen[10]

Nach wie vor sind nahestehende Personen und/oder Familienmitglieder, die für den betroffenen Menschen als Sachwalter oder Sachwalterin zur Verfügung stehen, die häufigste Art der Sachwalterschaft – außer im Bereich der Personen mittleren Alters, die psychisch krank oder suchtkrank sind. In diesen Fällen werden überwiegend Sachwalter/innen aus dem Bereich der Rechtsberufe bestellt.

[10] Quelle inhaltlich übernommen aus: Kreissl/Pilgram/Hanak/Neumann (2009), S. 12

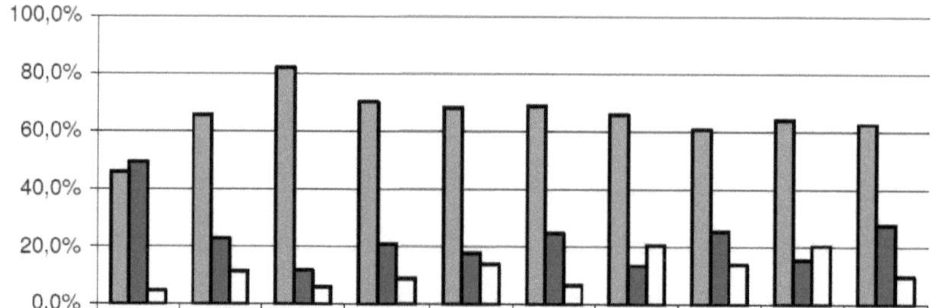

	Wien	NÖ	Bgld	Stmk	Ktn	OÖ	Sbg	Tirol	Vbg	Österr
% SWN	45,9%	65,8%	82,2%	70,2%	68,1%	68,8%	66,0%	60,8%	64,0%	62,6%
% SWR	49,3%	22,9%	11,9%	20,9%	17,9%	24,7%	13,5%	25,4%	15,5%	27,7%
% SWV	4,8%	11,4%	5,9%	8,9%	14,0%	6,5%	20,6%	13,8%	20,5%	9,7%

Abkürzungen: SWN: Ständiger SW nahe stehende Person; SWR: ... Rechtsberuf; SWV: ... Vereinssachwalter

Abbildung 2: Bestellungen ständiger Sachwalterschaften nach Typus, 2008 nach Bundesländern[11]

Zwischen den einzelnen Bundesländern werden Unterschiede sichtbar, wer als Sachwalter/in eingesetzt wird. Während in allen anderen Bundesländern hauptsächlich Personen zum/zur Sachwalter/in bestellt werden, die den Betroffenen nahestehen, sind in Wien die Sachwalter/innen aus den Rechtsberufen in der Mehrzahl.

4.2 Aufgaben eines/einer Sachwalters/Sachwalterin

Einem/Einer Sachwalter/in kommen die Aufgaben zu, die ihm/ihr durch den gerichtlichen Beschluss im Sachwalterschaftsverfahren zugewiesen werden, das können entweder einzelne Angelegenheiten, Teilbereiche oder alle Angelegenheiten sein. Sämtliche Aufgaben sind grundsätzlich im Interesse des Wohles der betroffenen Person zu verrichten, der Wille des/der Betroffenen ist zu berücksichtigen. Ein/e Sachwalter/in hat keine Berechtigung, Zwang durch Gewaltanwendung auszuüben, er/sie darf sich beispielsweise nicht mit Hilfe einer handwerklichen Fachkraft Zugang zur Wohnung der betroffenen Person verschaffen oder einer Betreuungsperson die Anweisung erteilen,

[11] Quelle inhaltlich übernommen aus: Kreissl/Pilgram/Hanak/Neumann (2009), S. 12

den Betroffenen oder die Betroffene an den Rollstuhl oder an das Bett zu gurten.

Grundsätzlich agieren Sachwalter/innen in folgenden Aufgabenbereichen:

1) Gesetzliche Vertretung
Die Hauptaufgabe eines/einer Sachwalters/Sachwalterin ist die Wahrung der Interessen der betroffenen Person. Er/Sie vertritt den/die Betroffenen/Betroffene vor Ämtern, Behörden und gegenüber privaten Vertragspartnern und macht finanzielle Ansprüche geltend.

2) Verwaltung von Barvermögen
Gehört laut dem gerichtlichen Beschluss im Sachwalterschaftsverfahren die Verwaltung von Barvermögen zu den Aufgaben des/der Sachwalters/Sachwalterin, ist das Ziel nicht die Vermehrung des Vermögens, sondern die Deckung der Bedürfnisse und Erfüllung der Wünsche des betroffenen Menschen. Geld, das dabei nicht erforderlich ist, ist mündelsicher anzulegen, alle Anlageformen müssen auf den Namen des/der Betroffenen lauten.

3) Verwaltung von Liegenschaften
Fällt die Verwaltung von Liegenschaften in den Aufgabenbereich des/der Sachwalters/Sachwalterin, wird im Grundbuch eine entsprechende Anmerkung vorgenommen. Ein Verkauf von Liegenschaften ist nur möglich, wenn es einen Vorteil für den/die Betroffenen darstellt.

4) Personensorge
Der/Die Sachwalter/in muss die Betroffenen nicht persönlich pflegen, dafür aber die ärztliche Versorgung und soziale Betreuung sicherstellen. Zudem ist er/sie verpflichtet, die Betroffenen mindestens einmal im Monat persönlich zu kontaktieren.

5) Rechtsschutz in der Psychiatrie

Eine Zwangsunterbringung einer/eines Betroffenen in einer psychiatrischen Einrichtung ist nur unter bestimmten Voraussetzungen (zB Selbstmordgefahr) möglich und kann durch den/die Sachwalter/in lediglich angeregt, jedoch nicht selbst veranlasst werden.

6) Rechtsschutz in Heimen

Der Umgang mit freiheitbeschränkenden Maßnahmen wird seit Jahresmitte 2005 vom Heimaufenthaltsgesetz geregelt. Diese Maßnahmen dürfen nur unter den gesetzlichen Voraussetzungen angewendet werden.

7) Medizinische Maßnahmen

Grundsätzlich entscheiden Betroffene selbst, welche medizinischen Behandlungen durchgeführt werden. Hat der/die Betroffene aufgrund seines/ihres gesundheitlichen Zustands diese Möglichkeit nicht, dann ist die Zustimmung des/der Sachwalters/Sachwalterin notwendig. Sollte ein/e Sachwalter/in bei einer lebensnotwendigen Behandlung die Einwilligung ablehnen, kann das Pflegschaftsgericht der Behandlung zustimmen und gegebenenfalls die Sachwalterschaft an eine andere Person übertragen. Bei dringenden Notfällen kann ein/e Arzt/Ärztin auch ohne Zustimmung eines/einer Sachwalter/in oder Gerichtes die Behandlung durchführen.

8) Bestimmung des Wohnortes

Sind Betroffene einsichts- und urteilsfähig, bestimmen sie persönlich über ihre Wohnorte, ansonsten übernimmt der/die Sachwalter/in diese Entscheidung, wenn er/sie dazu laut Beschluss im Sachwalterschaftsverfahren berechtigt ist. Der/Die Sachwalter/in hat dennoch keine Zwangsbefugnisse und kann aus diesem Grund die

Betroffenen nicht zwingen, sich wirklich an dem Wohnsitz aufzuhalten, der festgelegt wurde.[12]

5 Das Sachwalterrechts-Änderungsgesetz 2006

5.1 Allgemeines

Das Sachwalterrechts-Änderungsgesetz 2006 ist ein für ganz Österreich gültiges Bundesgesetz. Es ist seit 1. Juli 2007 in Kraft. Mit dem Sachwalterrechts-Änderungsgesetz 2006 wurde das Allgemeine Bürgerliche Gesetzbuch (ABGB) verändert.
Alle Fragen zum Sachwalterrecht sind übersichtlich in einem neuen 5. Hauptstück des 1. Teiles des ABGB geregelt. Dadurch ist die Bedeutung dieses Rechtsgebietes zum Ausdruck gebracht worden.[13]

5.2 Motive für die Änderung des bestehenden Sachwalterrechts

Im Laufe der Zeit haben sich seit der Einführung des Sachwalterrechts (1984) immer mehr Gründe ergeben, die eine substantielle Änderung des Sachwalterrechts notwendig machten.

Eines dieser Motive zur Änderung war die demografische Entwicklung in Österreich: die steigende Lebenserwartung und die damit verbundene Erhöhung der Anzahl an älteren Menschen hat zu einer signifikanten und kontinuierlichen Vermehrung an Sachwalterschaften geführt. Der Bestand der aufrechten Sachwalterschaften hatte sich seit dem Jahr 2000 um 50 % erhöht. Damit ist wiederum ein anderer Aspekt verknüpft: die finanziellen Aufwendungen der Öffentlichkeit durch eine Überbelastung der Gerichte, die immer mehr Zeit für Sachwalterschaftsverfahren aufwenden mussten. Zudem stießen Sachwaltervereine und Rechtsanwälte/Rechtsanwältinnen an ihre Kapazitätsgren-

---

[12] Vgl. http://www.patientenanwalt.at/fileadmin/user_upload/4_Sachwalter/SW-Broschuere_2010_web.pdf, S. 12f; Vgl. Kolba/ Resetarits, 2008, S. 545
[13] Vgl. http://www.ris.bka.gv.at/Dokumente/BgblAuth/BGBLA_2006_I_92/BGBLA_2006_I_92.pdf; Vgl. http://www.ewr-anwaelte.at/content/?Gesetzgebung

zen, da sie die hohe Anzahl an Sachwalterschaften nur mehr schwer abdecken konnten.

Zusätzlich hat sich herauskristallisiert, dass die Sachwalterschaft in ihrer Schutzfunktion nicht ausreichend wirkungsvoll war und dadurch ihre Glaubwürdigkeit verloren hat, weil die Selbstbestimmung der Betroffenen eingeschränkt war und sie zunehmend als gravierender Eingriff in die Autonomie von älteren Menschen betrachtet wurde. Angehörige der Betroffenen sahen sich oft kaum in der Lage, für die Betroffenen tätig zu werden.
Aus diesem Grund wurde durch das Entwickeln von Alternativen (zB Vorsorgevollmacht) zur Sachwalterschaft eine Stärkung des Subsidiaritätsprinzips angedacht.[14]

5.3 Die Entstehungsgeschichte des Sachwalterrechts-Änderungsgesetzes 2006

Im ersten Halbjahr 2005 hat eine Expertengruppe, aufbauend auf einer Studie des Instituts für Rechts- und Kriminalsoziologie sowie erster Vorarbeiten eines Arbeitskreises des Justizministeriums, ein Konzept zur Verbesserung der Interessen von alten und geistig beeinträchtigten Menschen im Hinblick auf eine Gesetzesänderung des Sachwalterrechts entwickelt.

In dieser Expertengruppe befanden sich Vertreter und Vertreterinnen:

- der vier Sachwaltervereine
- der Seniorenverbände
- einer Pflegeombudsstelle

[14]Vgl. http://www.patientenanwalt.com/fileadmin/dokumente/04_publikationen/rechtliche_informationen/Materialien_zum_Sachwalterrechts-Aenderungsgesetz-2006.pdf, S. 1–3;
Vgl. http://www.wien.gv.at/gesundheit/wppa/pdf/heimkommission-2007.pdf, S. 43–45;
Vgl. http://zivilrecht.univie.ac.at/fileadmin/user_upload/inst_zivilr/Jud/Jud/VO_Familienrecht/Familienrecht_2009/Sachwalterschaft.pdf

- einer Patientenanwaltschaft
- von Behindertenorganisationen
- der Ärzteschaft
- der Volksanwaltschaft
- der Richterschaft
- der Rechtsanwälte sowie Notare
- der Rechts- und Sozialwissenschaften
- des Sozial-, Gesundheits- und Justizressorts

Resultierend aus den unterschiedlichen Überlegungen wurde ein Gesetzesentwurf entwickelt, der daraufhin unter anderem im Rahmen der Richterwoche im Jahr 2005 diskutiert sowie einem allgemeinen Begutachtungsverfahren unterzogen wurde. Als Ergebnis lagen durchwegs positive Stellungnahmen vor, weitere Vorschläge seitens der Interessensvertretungen in der Expertengruppe zur Verbesserung und Veränderung wurden laufend berücksichtigt. Diese Regierungsvorlage bildete somit das Ergebnis eines intensiven und erfolgreichen Diskussionsprozesses.

Der Beschluss des Sachwalterrechts-Änderungsgesetzes 2006 erfolgte am 24. Mai 2006 im Nationalrat.[15]

5.4 Ziele des Sachwalterrechts-Änderungsgesetzes 2006

„Mit dem Sachwalterrechts-Änderungsgesetz 2006 soll das Institut der Sachwalterschaft auf jene Fälle eingeschränkt werden, in denen die Bestellung eines Sachwalters mangels Alternativen unumgänglich erforderlich ist."[16]

---

[15] Vgl. http://www.patientenanwalt.com/fileadmin/dokumente/04_publikationen/rechtliche_informationen/Materialien_zum_Sachwalterrechts-Aenderungsgesetz-2006.pdf, S. 3;
Vgl. http://www.parlament.gv.at/PAKT/VHG/XXII/BNR/BNR_00647/index.shtml

[16] http://www.patientenanwalt.com/fileadmin/dokumente/04_publikationen/rechtliche_informationen/Das_Sachwalterrechts-Aenderungsgesetz-2006_im_Ueberblick_DrPeterBarth.pdf

Im Entwicklungsprozess des Gesetzes stellte die Erarbeitung dieser Alternativen zur Sachwalterschaft einen wichtigen Bereich dar. Als Alternativen dienen die Vorsorgevollmacht oder die Vertretungsbefugnis.

Durch die vermehrte Anwendung einer dieser Alternativen soll die Zahl an Sachwalterschaften eingedämmt werden, denn nur wenn die Alternativen zur Sachwalterschaft nicht möglich sind, kommt tatsächlich eine Sachwalterschaft zum Tragen. Für die Öffentlichkeit erwirkt dieses Ziel eine Reduktion der Kosten, die früher für die zahlreichen Sachwalterschaftsverfahren angefallen sind.

Im Bereich der Personensorge sollen durch das Gesetz klarere Regelungen geschaffen werden, die den betroffenen Personen zugutekommen und eine bessere Betreuung garantieren. Ein intensiverer Kontakt mit jedem/jeder einzelnen Betroffenen durch den/die Sachwalter/in will die Festlegung einer Höchstgrenze an Sachwalterschaften gewährleisten, die ein/e Sachwalter/in maximal annehmen kann. „Qualität vor Quantität" – so lautet die Devise: Massensachwalter/innen, die eine hohe Anzahl an Betroffenen zu betreuen haben und keine ausreichende Betreuungsqualität mehr sicherstellen können, sollen durch die Schaffung dieser Höchstgrenze an Sachwalterschaften der Vergangenheit angehören.

Weiters wurden durch das SWRÄG 2006 die Regeln und Zuständigkeiten der Vereinssachwalterschaft neu definiert.

Im Mittelpunkt des Sachwalterrechts-Änderungsgesetzes steht immer die Förderung des Wohles der Betroffenen durch eine Verbesserung der Selbstbestimmung und Eigenverantwortung (Subsidiaritätsprinzip). Durch dieses Gesetz sollen die Lebensverhältnisse der Betroffenen nach deren Vorstellungen und persönlichen Bedürfnissen gestaltet werden können.[17]

5.5 Inhaltliche Betrachtung des Sachwalterrechts-Änderungsgesetzes 2006 mit den Vor- und Nachteilen für betroffene Personen und deren Angehörige

Die folgenden Kapitel beschäftigen sich mit den wichtigsten Veränderungen und Neuerungen, die das SWRÄG 2006 bewirkt hat.

Voraussetzungen für die Bestellung eines Sachwalters oder einer Sachwalterin

§ 268 regelt die Voraussetzungen für die Bestellung eines Sachwalters oder einer Sachwalterin: Wenn eine volljährige Person, die an einer psychischen Krankheit leidet oder geistig behindert ist, einzelne oder alle Angelegenheiten des täglichen Lebens nicht ohne Gefahr eines Nachteils für sich selbst erledigen kann, so ist auf ihren Antrag oder auf Antrag von Amts wegen ein/e Sachwalter/in zu bestellen.

Die Bestellung eines Sachwalters oder einer Sachwalterin ist unzulässig, wenn Angelegenheiten der behinderten Person durch einen anderen gesetzlichen Vertreter oder im Rahmen einer anderen Hilfe (zB in der Familie oder in Pflegeeinrichtungen) im erforderlichen Ausmaß besorgt werden. Alle „anderen Hilfen“ werden im Gesetzestext im Detail aufgezählt, dadurch wird die Subsidiarität betont.

Wenn eine Vorsorgevollmacht oder eine Vertretungsbefugnis vorliegt, ist eine Bestellung eines/einer Sachwalters/Sachwalterin ebenfalls nicht notwendig.

---

[17] Vgl. http://www.patientenanwalt.com/fileadmin/dokumente/04_publikationen/rechtliche_informationen/Materialien_zum_Sachwalterrechts-Aenderungsgesetz-2006.pdf

Das Gericht bestimmt, welche Aufgaben dem Sachwalter oder der Sachwalterin zukommen und welche Aufgaben vom Wirkungskreis des/der Sachwalters/Sachwalterin ausgenommen werden.[18]

Auswahl und Bestellung eines Sachwalters oder einer Sachwalterin

Bei der Auswahl des/der Sachwalter/in ist auf die Art der Aufgaben, die der/die Sachwalter/in für die zu vertretende Person (den betroffenen Menschen) zu besorgen hat, zu achten. Der/Die Sachwalter/in darf in keinem Abhängigkeitsverhältnis oder in einer engen Beziehung zu einer Institution stehen, in der sich der/die Betroffene aufhält oder von der er/sie betreut wird.

Nicht eigenberechtigte Personen haben keine Möglichkeit als Sachwalter/in eingesetzt zu werden. Personen, von denen eine für das Wohl der Betroffenen förderliche Ausübung der Sachwalterschaft nicht zu erwarten ist, dürfen ebenso nicht als Sachwalter/in bestellt werden. In diesem Kontext werden speziell Personen erwähnt, die von einer strafgerichtlichen Verurteilung betroffen sind.

Wer eine bestimmte Person als Sachwalter/in vorweg festlegen möchte, kann dies mit Hilfe einer Sachwalterverfügung tun. Dadurch kann man schon vor dem möglichen späteren Eintreten einer Sachwalterschaft eine geeignete Person als zukünftigen/zukünftige Sachwalter/in ernennen. Dieser Wunsch ist bei der Bestellung eines Sachwalters oder einer Sachwalterin einzubeziehen – natürlich unter der Voraussetzung, dass sich diese Person dann noch bereit erklärt, die Sachwalterschaft zu übernehmen.

[18] § 268 ABGB

Die Auswahl der Person, die als Sachwalter/in bestellt werden soll, ist im SWRÄG 2006 ausführlich erläutert. Primär haben Betroffene das Recht, dass eine geeignete, ihnen nahestehende Person als Sachwalter/in bestellt wird. Werden Betroffene volljährig, ist ein bisher mit der Obsorge betrauter Elternteil zum/zur Sachwalter/in zu bestellen, selbstverständlich nur unter der Voraussetzung, dass dies dem Wohl des betroffenen Menschen nicht widerspricht.

Ist eine geeignete, nahe stehende Person nicht verfügbar, wird ein/e geeigneter/geeignete Sachwalter/in eines Sachwaltervereins zum/zur Sachwalterin bestellt. Falls ein/e Vereinssachwalter/in nicht in Betracht kommt (wenn beispielsweise die Kapazitäten des Vereins ausgeschöpft sind), ist ein/e Rechtsanwalt/Rechtsanwältin, Notar/in oder eine andere geeignete Person mit deren Zustimmung als Sachwalter/in zu ernennen. Rechtsanwälte/Rechtsanwältinnen oder Notare/Notarinnen sind in der Regel verpflichtet, eine Sachwalterschaft zu übernehmen und können sie nur ablehnen, wenn sie unter Berücksichtigung der persönlichen, familiären, beruflichen und sonstigen Verhältnisse nicht zumutbar ist.

Man darf maximal fünf Sachwalterschaften übernehmen, für hauptberufliche Sachwalter/innen, Rechtsanwälte/Rechtsanwältinnen und Notare/Notarinnen gilt die Höchstgrenze von 25. Die Implementierung dieser Höchstgrenzen an Sachwalterschaften wurde mit dem Ziel geschaffen, eine bessere Betreuung von Betroffenen zu gewährleisten. Durch die neue gesetzliche Regelung, dass letztlich jede andere geeignete Person als Sachwalter/in bestellt werden darf, kann einem zukünftigen Kapazitätsengpass an Sachwalterschaften weitgehend vorgebeugt werden.

Weshalb das SWRÄG 2006 reglementiert, dass Rechtsanwälte/Rechtsanwältinnen oder Notare/Notarinnen sowie andere geeignete Personen erst dann eine Sachwalterschaft übernehmen dürfen, wenn

Vereinssachwalter/innen nicht verfügbar sind, bleibt im Dunkeln. Sowohl ein/e Vereinssachwalter/in als auch ein/e Rechtsanwalt/Rechtsanwältin oder Notar/in oder eine andere geeignete Person stellt keine dem/der Betroffenen bekannten Personen dar, dennoch wird laut Gesetz einem Vereinssachwalter oder einer Vereinssachwalterin der Vorzug gegeben.

Hat sich das Gericht auf die Bestellung einer bestimmten Person als Sachwalter/in festgelegt, muss diese Person alle Umstände, die ihn dafür ungeeignet erscheinen lassen, dem Gericht mitteilen – tut diese Person dies schuldhaft nicht, so haftet sie für alle dem/der Betroffenen daraus entstehenden Nachteile.[19]

Die Regelungen zur Auswahl und Bestellung von einem/einer Sachwalter/in dienen Betroffenen als Schutz und sind positiv zu bewerten, jedoch werden die Umstände, die eine Person als Sachwalter/in ungeeignet erscheinen lassen, vom SWRÄG 2006 nicht ausführlich genug erläutert oder zumindest nur beispielhaft erwähnt. Es ist daher schwierig, als zukünftiger/zukünftige Sachwalter/in dem Gericht mögliche Umstände mitzuteilen, die eine Person als Sachwalter oder Sachwalterin ungeeignet erscheinen lassen könnten. Zudem ist im SWRÄG 2006 nicht festgelegt, ob und wann das Gericht auf die Mitteilungspflicht hinzuweisen hat.

[19] Vgl. § 273–275 ABGB; Vgl. § 279 ABGB;
Vgl.http://www.aerztemagazin.at/dynasite.cfm?dsmid=81282&dspaid=634725

Entschädigung, Entgelt und Aufwandersatz

Laut der Definition im SWRÄG 2006 gebührt einem/einer Sachwalter/in eine jährliche Entschädigung, die der Art und dem Umfang seiner/ihrer Tätigkeit – vor allem im Bereich der Personensorge – gerecht wird. Das Gesetz gibt im § 276 Abs. 1 bis 4 klare Regelungen vor, wie und in welchem Umfang ein/e Sachwalter/in zu entschädigen ist.[20]

Haftung

Die neue Gesetzeslage legt fest, dass der/die Sachwalter/in gegenüber Betroffenen, den er/sie gesetzlich im Rahmen der Sachwalterschaft zu vertreten hat, für jeden durch ihn/ihr verursachten Schaden haftet. Allerdings bleibt im Falle eines verursachten Schadens dem/der Sachwalter/in ein möglicher Ausweg: falls die Haftung den/die Sachwalter/in
unbillig hart treffen würde, kann durch das Gericht die Ersatzpflicht gemäßigt oder ganz erlassen werden.[21]

Dennoch stellt diese neue Regelung eine entscheidende Verbesserung für den/die Betroffenen/Betroffene dar und stärkt dessen/deren Position, da ein/e Sachwalter/in für seine/ihre Fehler haftbar gemacht werden kann.

Änderung und Beendigung einer Sachwalterschaft

§ 278 befasst sich mit der Änderung und Beendigung von Sachwalterschaften und legt eindeutig fest, wann eine Sachwalterschaft beendet (zB wenn der/die Sachwalter/in stirbt oder nicht die erforderliche Eignung zur Ausübung einer Sachwalterschaft mitbringt) oder geändert werden muss. Laut dem SWRÄG 2006 hat zudem das Gericht spätestens alle fünf Jahre zu überprüfen, ob das Wohl einer besachwalterten

---

[20] Vgl. § 276 ABGB
[21] Vgl. § 277 ABGB

Person eine Beendigung oder Änderung der Sachwalterschaft verlangt.[22]

Geschäftsfähigkeit des betroffenen Menschen

Die betroffene Person kann innerhalb des Wirkungskreises des/der Sachwalters/Sachwalterin ohne dessen/deren Einwilligung rechtsgeschäftlich weder verfügen noch sich verpflichten. Schließt die betroffene Person trotzdem ein Rechtsgeschäft ab, so ist diese bis zur Genehmigung des Sachwalters schwebend unwirksam (sofern er nicht völlig geschäftsunfähig ist). Die beeinträchtigte Person kann aber immer Rechtsgeschäfte abschließen, die geringfügige Angelegenheiten des täglichen Lebens betreffen.

Berücksichtigung des Willens und der Bedürfnisse der behinderten Person

Betroffene können ihr Leben grundsätzlich frei nach den persönlichen Wünschen und Vorstellungen gestalten und müssen dabei durch den/die Sachwalter/in bestmöglich unterstützt werden. Betroffene haben zudem das Recht, von dem/der Sachwalter/in über wichtige, beabsichtigte Maßnahmen (zB beim Vermögen) des/der Sachwalters/in rechtzeitig informiert zu werden und dazu eine Stellungnahme abzugeben, die auch zu berücksichtigen ist, wenn sie dem Wohl der betroffenen Person dient.

In den Gesetzesmaterialien[23] wird darauf hingewiesen, dass der/die Sachwalter/in zur „Wunschermittlung“ verpflichtet ist. Er/Sie muss aktiv darauf hinarbeiten, dass sich Betroffene einen eigenen Willen über die Wünsche und Bedürfnisse bilden.

[22] Vgl. § 278 ABGB
[23] Vgl. http://www.patientenanwalt.com/fileadmin/dokumente/04_publikationen/rechtliche_informationen/Materialien_zum_Sachwalterrechts-Aenderungsgesetz-2006.pdf, S. 18

Falls ein/e Sachwalter/in mit der Verwaltung des Vermögens oder des Einkommens betraut ist, hat er/sie diese vorrangig zur Deckung der Lebensverhältnisse und Bedürfnisse des betroffenen Menschen zu verwenden. Erscheint das Wohl einer besachwalterten Person in Gefahr, kann das Gericht, wie auch schon in der bisherigen Rechtslage, jederzeit einschreiten und notwendige Verfügungen treffen.[24]

Personensorge

Die Personensorge stellt einen Schwerpunkt im SWRÄG 2006 dar. In diesem Teil des Gesetzes geht es hauptsächlich darum, die Bedeutung des Wirkungsbereichs von Sachwaltern und Sachwalterinnen durch klare Regelungen hervorzuheben. Mindestens einmal im Monat muss der/die Sachwalter/in einen persönlichen Kontakt zu der betroffenen Person herstellen. Befindet sich die betroffene Person in einer Krise (zB wenn eine Verwahrlosung droht), kann ein Kontakt auch öfter erforderlich werden. Zumindest einmal im Jahr muss jeder/jede Sachwalter/in – unabhängig von der Anzahl und Art seiner/ihrer Aufgaben – der Berichtspflicht an das zuständige Gericht nachkommen. Das Gericht kann dem/der Sachwalter/in auch einen Auftrag zu einem solchen Bericht erteilen. Der/Die Sachwalter/in hat dabei dem Gericht über seine/ihre persönlichen Kontakte mit der betroffenen Person, deren Lebensverhältnisse sowie deren geistiges und körperliches Befinden zu berichten. Wenn das Einkommen und Vermögen einer betroffenen Person über 10.000 Euro pro Jahr beträgt und Liegenschaften zu verwalten sind, besteht eine Rechnungslegungspflicht für den/die Sachwalter/in. Belege müssen in jedem Fall, auch wenn die 10.000-Euro-Grenze nicht erreicht wird, gesammelt und aufbewahrt werden.

Einer medizinischen Behandlung kann die behinderte Person (auch nach einer Sachwalterbestellung) selbst zustimmen, falls sie einsichts- und urteilsfähig ist. Mangelt es an der notwendigen Einsichts- und Ur-

[24] Vgl. § 281 ABGB

teilsfähigkeit, ist die Zustimmung des/der Sachwalters/Sachwalterin einzuholen, wenn der Wirkungsbereich die Besorgung dieser Angelegenheit umfasst.
Komplexen Behandlungen, die zu einer schweren und nachhaltigen Beeinträchtigung des Körpers oder der Persönlichkeit führen können, kann ein/e Sachwalter/in nur zustimmen, wenn:

- zumindest ein/e unanhängiger Arzt/Ärztin in einem ärztlichen Zeugnis bestätigt, dass die betroffene Person nicht über die erforderliche Einsichts- und Urteilsfähigkeit verfügt und
- die Behandlung notwendig ist, um das Wohl des/der Patienten/Patientin zu wahren.

Liegt ein solches ärztliches Zeugnis nicht vor oder die behinderte Person gibt zu erkennen, dass sie die Behandlung ablehnt, dann darf nur das Gericht die Zustimmung geben.
Wenn ein/e Sachwalter/in einer Behandlung nicht zustimmt und dadurch das Wohl des betroffenen Menschen gefährdet, kann das Gericht die Zustimmung zur Behandlung ersetzen oder den/die Sachwalter/in absetzen und einen anderen Sachwalter oder eine andere Sachwalterin bestellen.

Im Bereich der Personensorge wird auch die Änderung des Wohnortes erläutert. Ist die betroffene Person einsichts- und urteilsfähig, bestimmt sie persönlich über den Wohnort, ansonsten trifft der/die Sachwalter/in diese Entscheidung – wie immer unter der Voraussetzung, dass diese Aufgaben laut dem Beschluss im Sachwalterschaftsverfahren in seinen/ihren Zuständigkeitsbereich fällt. Der/Die Sachwalter/in hat keine Zwangsbefugnisse und kann den betroffenen Menschen nicht zwingen, sich wirklich an dem Wohnsitz aufzuhalten, der fixiert wurde. Bei einer dauerhaften Verlegung des Wohnsitzes ist eine gerichtliche Genehmigung einzuholen.[25]

Die Regelungen rund um die Personensorge stellen eine Verbesserung für Betroffene und deren Angehörige dar. Die Selbstbestimmung der Betroffenen wird signifikant verstärkt, das SWRÄG 2006 sowie die Beilagen zur Regierungsvorlage[26] legen ausführliche Bestimmungen fest. Das heikle Thema „medizinische Behandlungen" verbessert sich durch das SWRÄG entscheidend, in letzter Konsequenz hat immer das Gericht die Möglichkeit, eine Zustimmung zu einer Behandlung zu erteilen, die für das Wohl der Betroffenen unabdingbar ist. Das Gericht hat hier sogar die Möglichkeit, den/die Sachwalter/in zu ersetzen, falls dieser/diese eine wichtige medizinische Behandlung ablehnt.

Vorsorgevollmacht

Die Vorsorgevollmacht ermöglicht es Betroffenen, zu einem Zeitpunkt, zu dem sie noch über die erforderliche Geschäftsfähigkeit, Einsichts- und Urteilsfähigkeit sowie Äußerungsfähigkeit verfügt haben, eine Person ihres Vertrauens als zukünftigen Vertreter oder zukünftige Vertreterin zu ernennen. Zu einem späteren Zeitpunkt entsteht dann keine Notwendigkeit, einen/eine Sachwalter/in zu bestellen.

Eine Vorsorgevollmacht ist von einer Sachwalterverfügung (Vgl. 5.5.2) zu unterscheiden. Während eine Person durch eine Sachwalterverfügung im Vorhinein einen/eine gewünschten/gewünschte Sachwalter/in festlegt (falls eine mögliche Sachwalterschaft eintreten sollte), wird durch die Vorsorgevollmacht eine Sachwalterschaft verhindert.

---

[25] Vgl. http://www.patientenanwalt.at/fileadmin/user_upload/4_Sachwalter/SW-Broschuere_2010_web.pdf; Vgl. http://www.patientenanwalt.com/fileadmin/dokumente/04_publikationen/rechtliche_informationen/Das_Sachwalterrechts-Aenderungsgesetz-2006_im_Ueberblick_DrPeterBarth.pdf; Vgl. § 282–284 ABGB

[26] Vgl. http://www.patientenanwalt.com/fileadmin/dokumente/04_publikationen/rechtliche_informationen/Materialien_zum_Sachwalterrechts-Aenderungsgesetz-2006.pdf, S 19ff

Der große Unterschied liegt dabei in der Kontrolle des Vertreters oder der Vertreterin: Ein/e Sachwalter/in unterliegt dauerhaft der Kontrolle des Gerichtes, das überprüft, ob der/die Sachwalter/in im Interesse der Betroffenen handelt. Ein mittels Vorsorgevollmacht bevollmächtigter gesetzlicher Vertreter unterliegt grundsätzlich keiner Kontrolle. Diese Möglichkeit ist daher nur ratsam, wenn Klarheit darüber herrscht, ob dem/der gewünschten Vorsorgebevollmächtigten auch wirklich vertraut werden kann.

In der Vorsorgevollmacht müssen alle Angelegenheiten, die durch Bevollmächtige zu erledigen sind, angeführt werden. Wenn die Vorsorgevollmacht auch zur Besorgung von schwerwiegenden Angelegenheiten (zB schwerwiegende medizinische Eingriffe oder Wohnsitzwechsel) ermächtigen soll, so muss sie unter ausdrücklicher Bezeichnung dieser Angelegenheiten vor einem Rechtsanwalt oder einer Rechtsanwältin, einem Notar oder einer Notarin oder bei Gericht verfasst werden.

Die sicherste Methode zur Aufbewahrung einer Vorsorgebevollmächtigung ist, das Dokument für die Vollmacht von einem/einer Notar/in oder Rechtsanwalt/Rechtsanwältin im Österreichischen Zentralen Vertretungsverzeichnis (ÖZVV) registrieren zu lassen.

	Juli 07 bis Oktober 08	%-Anteil
Vorsorgevollmacht	3.151	41,0%
Vorsorgevollmacht und Sachwalterverfügung	2.525	32,8%
Sachwalterverfügung	158	2,1%
Widerspruch gegen die Vertretungsbefugnis nächster Angehöriger	42	0,5%
Vertretungsbefugnis nächster Angehöriger	1.814	23,6%
Summe	7.690	100,0%

Tabelle 2: Registrierung im ÖZVV nach Gegenstand[27]

[27] Quelle inhaltlich übernommen aus: Kreissl/Pilgram/Hanak/Neumann (2009), S. 89

Wie Tabelle 2 zeigt, betrifft die überwiegenden Registrierungen im ÖZVV Vorsorgevollmachten (41 %) bzw. Vorsorgevollmachten in Verbindung mit einer Sachwalterverfügung (32,8 %).

Schutzmaßnahmen zum Vorteil der Betroffenen

Um das Instrument Vorsorgevollmacht möglichst sicher zu gestalten, sieht das SWRÄG 2006 zum Schutz der betroffenen Person einige Maßnahmen vor:

1) Betroffene können jederzeit den Handlungen ihres Vorsorgebevollmächtigten widersprechen und sich jederzeit selbst oder über eine Vertrauensperson an einen Notar, eine Notarin oder direkt an das Pflegschaftsgericht wenden. Stellt das Pflegschaftsgericht fest, dass der/die Bevollmächtigte nicht im Sinne der festgelegten Regelungen in der Vorsorgebevollmächtigung handelt und das Wohl der/des Betroffenen gefährdet, kann eine Sachwalterbestellung notwendig werden.
2) Alle haben zu jeder Zeit die Möglichkeit, eine einmal erteilte Vorsorgevollmacht zu widerrufen.
3) Eine wirksame Errichtung einer fremdhändigen Vorsorgevollmacht erfordert die Mitwirkung dreier unbeteiligter Zeugen oder Zeuginnen.
4) Nur eine von der Krankenanstalt/dem Heim/der sonstigen Einrichtung, in der der betroffene Mensch wohnt, unabhängige Person darf zum/zur Bevollmächtigten bestellt werden.[28]

Vertretungsbefugnis nächster Angehöriger

Neben den Regelungen zur Personensorge und zur Vorsorgevollmacht stellt die Vertretungsbefugnis eine weitere zentrale Komponente

[28] Vgl. http://www.help.gv.at/Content.Node/290/Seite.2900200.html; Vgl. http://www.ra-afp.com/taetigkeitsbereiche/484041 9d1c0cf1806/index.html; Vgl. http://www.patientenanwalt.com/fileadmin/dokumente/04_publikationen/rechtliche_informationen/Das_Sachwalterrechts-Aenderungsgesetz-2006_im_Ueberblick_DrPeterBarth.pdf; Vgl. http://www.noelv.at/cms/upload/pdf/SW-Broschuere_2007.pdf; Vgl. § 284f–284h ABGB

im SWRÄG 2006 dar. Bei der gesetzlichen Vertretungsbefugnis handelt es sich, wie die Vorsorgevollmacht, um eine Alternative zur Sachwalterschaft. Die Vertretungsbefugnis stellt damit eine Möglichkeit dar, als betroffene Person eine Vertretung festzulegen, die nicht den Regeln der Sachwalterschaft unterliegt.

Betroffene können im Rahmen der Vertretungsbefugnis durch Eltern, volljährige Kinder, Ehepartner oder Lebensgefährten vertreten werden. Lebensgefährten müssen seit mindestens drei Jahren im selben Haushalt wie der/die Betroffene wohnen. Grundsätzlich können mehrere Angehörige den betroffenen Menschen vertreten, eine eindeutige Aufgabenteilung ist in diesem Fall hilfreich. Geschwister sind nicht vertretungsbefugt. Der Weg zu einer erfolgreichen Vertretungsbefugnis ist einfach gestaltet: Ist die betroffene Person mit einer Vertretungsbefugnis einverstanden, müssen Angehörige einem Notar oder einer Notarin ein ärztliches Zeugnis vorlegen, das die fehlende Geschäftsfähigkeit der betroffenen Person bestätigt. Mittels verschiedener Urkunden müssen sie zudem nachweisen, dass sie auch wirklich Angehörige des betroffenen Menschen sind. Der/Die Notar/in registriert danach die Vertretungsbefugnis im Österreichischen Zentralen Vertretungsverzeichnis (ÖZVV), die Angehörigen erhalten eine Bestätigung und können sich damit als vertretungsbefugt für die betroffene Person ausweisen.

Eine Vertretungsbefugnis gilt für:

- Geschäfte des täglichen Lebens (zB Einkauf von Lebensmitteln, Bezahlung von Miete, Urlaub, Heizkosten)
- Organisation der Pflege (zB Kauf von Pflegeutensilien, Bezahlung einer Pflegekraft oder einer Kur)
- Vertretung bei Sozialversicherungsträgern sowie Behörden zur Durchsetzung von Ansprüchen (zB Pension, Pflegegeld, Arbeitslosenhilfe, Sozialhilfe, Gebührenbefreiung)
- Einwilligung in einfache medizinische Eingriffe.

Eine Vertretungsbefugnis gilt nicht für sehr wichtige und einschneidende Angelegenheiten wie die Verwaltung von Sparvermögen und Liegenschaften, die Bestimmung des Wohnortes und die Einwilligung in schwere medizinische Eingriffe (zB größere Operationen, Strahlentherapie oder das Legen einer PEG-Sonde).

Schutzmaßnahmen zum Vorteil der Betroffenen

Wie bei der Vorsorgevollmacht gibt es auch im Falle einer Vertretungsbefugnis neue Maßnahmen, um einem möglichen Missbrauch vorzubeugen, der zum Nachteil der Betroffenen werden könnten:

1) Betroffene können jederzeit den Handlungen ihres vertretungsbefugten Angehörigen widersprechen und sich selbst oder über eine andere Person ihres Vertrauens direkt an das Pflegschaftsgericht wenden oder einen/eine Notar/in kontaktieren. In vielen Fällen wird danach ein Sachwalterschaftsverfahren eingeleitet.
2) Angehörige, die ihre Vertretungsbefugnis wahrnehmen wollen, haben die Betroffenen hiervon vorab in Kenntnis zu setzen.
3) Alle haben zudem die Möglichkeit, vorsorglich festzulegen, dass sie im Falle eines Verlustes ihrer Geschäftsfähigkeit von bestimmten Angehörigen nicht vertreten werden wollen bzw. überhaupt nicht von Angehörigen vertreten werden wollen. Dieser Widerspruch kann im ÖZVV durch einen/eine Notar/in registriert werden.[29]

Grundsätzlich ist die Schaffung der Vertretungsbefugnis positiv zu bewerten, die Kontrollmechanismen sind allerdings nicht weitreichend genug. Während eine Sachwalterschaft strengen Begutachtungen unterliegt, ist dies bei der Vertretungsbefugnis nicht der Fall.

[29] Vgl. http://www.patientenanwalt.at/fileadmin/user_upload/4_Sachwalter/SW-Broschuere_2010_web.pdf; Vgl. http://www.ifs.at/fileadmin/user_upload/Dokumente/Sachwalterschaft/Folder-Angehoerigenvertretung.pdf; Vgl. http://www.patientenanwalt.com/fileadmin/dokumente/04_publikationen/rechtliche_informationen/Das_Sachwalterrechts-Aenderungsgesetz-2006_im_Ueberblick_DrPeterBarth.pdf; Vgl. § 284b–284e

Zwar haben Betroffene zu jedem Zeitpunkt die Möglichkeit, sich selbst oder über eine Vertrauensperson an einen/eine Notar/in oder direkt an das Pflegschaftsgericht zu wenden – ob diese Möglichkeit auch tatsächlich ausreichend genutzt wird, bleibt allerdings abzuwarten, da in solchen Fällen immer eine Hemmschwelle vorhanden sein wird.

Ein Defizit bei der Vertretungsbefugnis gibt es in Bezug auf die Personengruppen, die einen Menschen im Rahmen der Vertretungsbefugnis vertreten dürfen: ein Betroffener darf derzeit nicht durch seine Geschwister vertreten werden. Gerade im fortgeschrittenen Alter werden geistig behinderte Menschen, wenn deren Eltern nicht mehr leben oder selbst der Pflege bedürfen, von ihren Geschwistern betreut, die jedoch laut der Regelung im SWRÄG 2006 nicht als Vertretungsbefugte eintreten dürfen.

Änderungen im Vereinssachwaltergesetz

Durch das Sachwalterrechts-Änderungsgesetz kommt es für die Sachwaltervereine zu einigen Veränderungen. Eine dieser Veränderungen ist, dass Sachwaltervereine seither direkt zum Sachwalter bestellt werden können. Die neue Form der Bestellung weist arbeits- und haftungsrechtliche Vorteile für die Vereine und deren Sachwalter/innen auf. Für betroffene Menschen ist sie vertretbar, da sie der Wahrnehmung von deren Interessen durchaus förderlich ist.

Der Verein ist verpflichtet, eine Person (Vereinssachwalter/in) bekannt zu geben, die mit der Übernahme der Sachwalterschaft betraut wird, wodurch die Übernahme persönlicher Verantwortung gewahrt bleibt.

Ein Sachwalterverein hat im Rahmen seiner Möglichkeiten dafür zu sorgen, dass Personen, die eine Sachwalterschaft anregen wollen, über das Wesen der Sachwalterschaft sowie deren Alternativen aufgeklärt werden. Diese „Clearingfunktion“ bedeutet, dass der Sachwalterverein klären soll – oft auch aufgrund einer Anfrage eines Gerichts vor oder im Zuge eines Sachwalterschaftsverfahrens – ob im konkreten Fall Alternativen zur Sachwalterschaft in Frage kommen oder ob nahestehende Personen als Sachwalter/innen eingesetzt werden können.

Beim „Clearing“ kontaktiert der Sachwalterschaftsverein eine betroffene Person und erfasst dessen soziale Situation und leitet die Zusammenfassung der Erhebung im Bedarfsfall an das Gericht weiter.

Die „Clearingfunktion“ soll eines der Hauptziele des Gesetzes – die Reduktion an Sachwalterschaften – wesentlich unterstützen und zudem Sachwalterschaftsverfahren beschleunigen, was wiederum zu einer Minimierung der Kosten für die Gerichte führt. Da zudem früher diese Arbeit von den Gerichten durchgeführt wurde, ergeben sich auch hier Einsparungen bei den Gerichten.[30]

[30] Vgl. http://www.patientenanwalt.com/fileadmin/dokumente/04_publikationen/rechtliche_informationen/Das_Sachwalterrechts-Aenderungsgesetz-2006_im_Ueberblick_DrPeterBarth.pdf

6 Zusammenfassung, Fazit und Ausblick

Das Sachwalterrechts-Änderungsgesetz 2006 bringt wesentliche Verbesserungen für die Betroffenen und deren Angehörige. Generell verfolgt das SWRÄG 2006 eine Stärkung der Rechte der Betroffenen und deren Angehörigen und schränkt den/die Sachwalter/in in gewissen Fällen mehr ein als es früher der Fall war.

Die Kernelemente Personensorge, Vorsorgevollmacht und die Vertretungsbefugnis nächster Angehöriger stellen einen wichtigen Fortschritt dar.

Im Bereich der Personensorge sind Sachwalter/innen zukünftig dazu aufgefordert, die zu vertretende Person regelmäßig (mind. 1-mal monatlich) persönlich zu kontaktieren. Im Mittelpunkt des Sachwalterrechts-Änderungsgesetzes 2006 steht stets die betroffene Person, ihr Wohl ist zu wahren und sämtliche Entscheidungen dürfen nicht zum Nachteil der Betroffenen sein. Mehr denn je unterliegen Sachwalter und Sachwalterinnen durch die Gesetzesnovelle nun einer viel strengeren Kontrolle und können auch leichter ihres Amtes enthoben werden, falls sie nicht im Sinne der Betroffenen handeln.

Mit der Vorsorgevollmacht oder der Vertretungsbefugnis nächster Angehöriger bieten sich zwei gute Alternativen zur Sachwalterschaft an, deren Schaffung positiv zu bewerten ist. Um einem Missbrauch bei diesen Alternativen vorzubeugen, wurden diverse Maßnahmen getroffen – ob sich diese Alternativen durchsetzen, wird die Zukunft zeigen.

Betroffene dürfen derzeit im Rahmen der Vertretungsbefugnis nicht durch die Geschwister vertreten werden, aber gerade im fortgeschrittenen Alter werden viele geistig behinderte und/oder psychisch kranke Menschen von ihren Geschwistern betreut. In diesem Fall ist eine Änderung erwünscht, sodass auch Geschwister als vertretungsbefugt gelten. Diese Änderung wird bereits vehement durch die Lebenshilfe eingefordert, wie der Ehrenpräsident der Lebenshilfe Wien, Dr. Egon Prinz, in einem Vortrag am 20. Februar 2008 zum Thema „Vertretungsbefugnis und Sachwalterschaft“ abermals bekräftigt hat.[31]

Den Sachwaltervereinen kommt durch die neue „Clearingfunktion“ eine wichtige Funktion zu. Sie stehen betroffenen Personen und deren Angehörigen beratend zur Seite. Sachwaltervereine können durch ihre neue Funktion dafür sorgen, dass vermehrt die Alternativen zur Sachwalterschaft gewählt werden. Leider gibt es in Österreich zurzeit nur vier Sachwalterschaftsvereine, sodass nicht alle einen raschen, persönlichen Kontakt zu einem Verein aufbauen können.

Die Anzahl neuer Sachwalterschaften in Österreich hat sich seit der Einführung des SWRÄG 2006 reduziert, wie der vom Institut für Rechts- und Kriminalsoziologie publizierte Abschlussbericht „Auswirkungen des Sachwalterrechtsänderungsgesetzes 2006 (SWRÄG)“ unter Berücksichtigung der neueren Alternativen zur Sachwalterschaft auf die Betroffenen und ihr Umfeld, auf die Praxis der Gerichte und den Bedarf an Sachwalterschaft“ verdeutlicht. Demnach wurden österreichweit im 1. Halbjahr 2007 – am 1.1. 2007 trat das SWRÄG 2006 in Kraft – 8.921 Sachwalterschaften angeregt, im 2. Halbjahr 7.551. Im 2. Halbjahr 2008, der ersten vergleichbaren Halbjahresperiode nach der Reform, sind es 8.207 Sachwalterschaften, im Vergleich zum Vorjahreszeitraum sind das aber immerhin um 8% weniger als im Jahr davor.

[31] Vgl. http://www.dielebenshilfe.at/Bericht-vom-SW-Vortrag.612.0.html

	Aufrechte SW nach Alter 31.12.2008	Anteil Altersgruppe an SW (31.12.2008)	Neubestellungen 2009-2020 aus Altersgruppe	Anteil Altersgruppe an Neubestellungen 2009-2020	„Überlebende" von Neubestellungen bis 31.12.2020	Anteil Altersgruppe am Zuwachs des Bestandes bis 31.12.2020
<30	5.054	9,6%	9.372	8,8%	12.822	28,8%
30-<45	8.094	15,4%	8.268	7,8%	12.941	18,0%
45-<60	10.530	20,0%	14.515	13,6%	17.450	25,6%
60-<75	9.900	18,8%	18.228	17,1%	13.923	14,9%
75+	19.113	36,3%	56.014	52,6%	22.536	12,7%
gesamt	52.691	100,0%	106.397	100,0%	79.672	100,0%

Tabelle 3: Prognose für Neubestellungen und Bestand an ständigen SW bis 2020[32]

Die Verringerung der Anzahl neuer Sachwalterschaften bedeutet aber natürlich nicht, dass die Gesamtzahl an Sachwalterschaften zurückgeht, diese ist weiterhin aufgrund der demografischen Entwicklung im Steigen und kann auch durch das SWRÄG 2006 nicht verhindert werden.

Laut einer Prognose (Vgl. Tabelle 3) wird die Gesamtanzahl an Sachwalterschaften bis zum Jahr 2020 signifikant steigen. Die Tageszeitung „derStandard" berichtete in ihrer Ausgabe vom 02. September 2009, dass bereits wieder dringend neue Sachwalter gesucht werden.[33]

Das SWRÄG 2006 kann insgesamt positiv bewertet werden, selbst wenn es noch nicht in allen Einzelheiten vollständig ausgereift ist. Für betroffene Personen bietet das SWRÄG 2006 einige Verbesserungen vor allem im Bereich der Personensorge, die Selbstbestimmung der Betroffenen wird gestärkt, der/die Sachwalter/in muss sich an konkretere Vorgaben halten und kann bei einer Nichteinhaltung leichter des Amtes enthoben werden. Die geschaffenen Alternativen zur Sachwalterschaft sorgen für eine Verminderung der Zahl an neuen Sachwalterschaften, dennoch ist es aufgrund der demografischen Entwicklung nicht möglich, dauerhaft ein Ansteigen der Gesamtanzahl an Sachwalterschaften zu verhindern, wodurch diese auch in Zukunft eine wichtige Rolle in unserer Gesellschaft einnehmen werden.

[32] Quelle inhaltlich übernommen aus: Kreissl/Pilgram/Hanak/Neumann (2009), S. 76
[33] Vgl. http://derstandard.at/1250691852018/Sachwalter-vor-dem-Kollaps-Heikle-Geschaefte-mit-fremdem-Vermoegen?seite=2

Literaturverzeichnis

Monographien, Bücher und Sammelbände

- Kolba, Peter/ Resetarits, Peter: Mein großer Rechts-Berater; 2. Auflage, Wien, 2005
- Paulitsch, Klaus/Karwautz, Andreas: Grundlagen der Psychiatrie; 1. Auflage, Wien, 2008

Fachartikel und Journale

- Kreiss, Reinhard/Pilgram, Arno/Hanak, Gerhard/Neumann, Alexander: Auswirkungen des Sachwalterrechtsänderungsgesetzes 2006 (SWRÄG) unter Berücksichtigung der neueren Alternativen zur Sachwalterschaft auf die Betroffenen und ihr Umfeld, auf die Praxis der Gerichte und den Bedarf an Sachwalterschaft (Abschlussbericht), Wien, 2009, S. 5, 12, 76, 89

  Auch im Web zu finden unter:

  http://www.irks.at/downloads/SWRAEG%20final.pdf

Artikel aus dem Web

- http://www.vsp.at/index.php?id=63
- http://www.vsp.at/index.php?id=62
- http://www.vsp.at/index.php?id=60
- http://www.vsp.at/index.php?id=59
- http://www.vsp.at/index.php?id=57
- http://www.help.gv.at/Content.Node/290/Seite.2900100.html
- http://www.patientenanwalt.at/fileadmin/user_upload/4_Sachwalter/SW-Broschuere_2010_web.pdf
- http://www.vertretungsnetz.at/index.php?id=12

- http://www.statistik.at/web_de/statistiken/soziales/sozialschutz_nach_eu_konzept/sozialausgaben/020177.html
- http://www.ifs.at/fileadmin/user_upload/Dokumente/Sachwalterschaft/Folder-Angehoerigenvertretung.pdf
- http://www.help.gv.at/Content.Node/290/Seite.2900500.html
- http://www.ewr-anwaelte.at/content/?Gesetzgebung
- http://www.patientenanwalt.com/fileadmin/dokumente/04_publikationen/rechtliche_informationen/Materialien_zum_Sachwalterrechts-Aenderungsgesetz-2006.pdf
- http://www.wien.gv.at/gesundheit/wppa/pdf/heimkommission-2007.pdf
- http://zivilrecht.univie.ac.at/fileadmin/user_upload/inst_zivilr/Jud/Jud/VO_Familienrecht/Familienrecht_2009/Sachwalterschaft.pdf
- http://www.parlament.gv.at/PAKT/VHG/XXII/BNR/BNR_00647/index.shtml
- http://www.patientenanwalt.com/fileadmin/dokumente/04_publikationen/rechtliche_informationen/Das_Sachwalterrechts-Aenderungsgesetz-2006_im_Ueberblick_DrPeterBarth.pdf
- http://www.aerztemagazin.at/dynasite.cfm?dsmid=81282&dspaid=634725
- http://www.help.gv.at/Content.Node/290/Seite.2900200.html
- http://www.ra-afp.com/taetigkeitsbereiche/4840419d1c0cf1806/index.html
- http://www.noelv.at/cms/upload/pdf/SW-Broschuere_2007.pdf
- http://www.dielebenshilfe.at/Bericht-vom-SW-Vortrag.612.0.html
- http://derstandard.at/1250691852018/Sachwalter-vor-dem-Kollaps-Heikle-Geschaefte-mit-fremdem-Vermoegen?seite=2

Das Sachwalterrechts-Änderungsgesetz 2006 ist im Web unter folgenden Links zu finden:

- https://www.ris.bka.gv.at/Dokumente/BgblAuth/BGBLA_2006_I_92/BGBLA_2006_I_92.pdf
- http://www.patientenanwalt.com/fileadmin/dokumente/04_publikationen/rechtliche_informationen/Sachwalterrechts-Aenderungsgesetz-2006.pdf
- http://www.vsp.at/fileadmin/user_upload/4_Sachwalter/SWRAEG_2006.pdf